Jeanne Ruland

Erzengel Raphael und die heilenden Kräfte des grünen Strahls

Anleitung

Schirner Verlag

Wir verzichten auf das Einschweißen unserer Kartensets – **UNSERER UMWELT ZULIEBE!**

ISBN 978-3-8434-9162-4

Jeanne Ruland
Erzengel Raphael und die heilenden Kräfte des grünen Strahls

Layout der Box, der Karten & der Anleitung: Elena Lebsack, Schirner, unter Verwendung von # 1473772421 (© Birgit Muench) und # 144072169 (© Peter Hermes Furian), www.shutterstock.com
Lektorat: Natalie Köhler, Schirner
Printed & bound by: Ren Medien GmbH, Germany

www.schirner.com

4. Auflage Dezember 2022

Widmung

Einen Herzensdank an Erzengel Raphael, »Gottes Heiler« und »humorvoller Engelfreund«, der uns allzeit führt und mit uns ist, wenn wir uns an ihn wenden. Ich habe schon so viel Führung, Heilung, so viele tiefe Erkenntnisse und Wunder durch seine Begleitung erfahren, durch seine lichtvollen Impulse und Zeichen in meinem Leben, im Leben anderer und in der Heilarbeit. Ich bin unendlich dankbar dafür, dass dieser strahlende Himmelsfürst an meiner Seite ist.

Möge der Himmel auf Erden mit und durch uns wieder erwachen, und mögen wir uns daran erinnern, mit welch strahlenden Kräften unsere Seele verbunden ist. Die Welt braucht Heilung und heilende Frequenzen, die durch Erzengel Raphael geleitet und verstärkt werden.

Erzengel *Raphael* – Engel der Heilung

Heilung und Regeneration sind keine passiven Zustände. Sie sind positive, aktive und konzentrierte Energielenkungen, die unsere Aufmerksamkeit brauchen, wollen wir gesund, glücklich, zuversichtlich und ausgeglichen in alltäglichen Situationen bleiben. Unser Körper, unser Geist und unsere Seele benötigen Phasen der Erholung, Reinigung, Reflexion und Ausrichtung, damit wir erfüllen können, wofür wir hergekommen sind. Erzengel Raphael verstärkt die Schwingung des heilsamen Bewusstseins, der Heilung und Regeneration um tausend Sonnen.

Erzengel Raphael steht für:

Ruhe
Achtsamkeit
Pause
Heilung
Andacht
Erholung
Lachen und Lichtaufladung

Die bekannteste Geschichte eines Menschen, der mit Erzengel Raphael gereist ist, finden wir in der Bibel im Buch Tobias. Ich gebe sie hier mit eigenen Worten wieder.

Erzengel Raphael erscheint als Wanderer, um Tobias Begleitung für seinen Weg anzubieten. Zusammen brechen sie zu einer weit entfernten Stadt auf. Als Tobias sich in der ersten Nacht am Fluss waschen will, wird er von einem Fisch angegriffen. Raphael weist ihn an, den Fisch zu fangen, Galle, Herz und Leber zu entnehmen und diese aufzubewahren. Er erzählt Tobias, dass der in der Stadt eine Frau namens Sarah kennenlernen werde, die als Braut für ihn bestimmt sei. Tobias aber protestiert, weil die vorigen Ehemänner Sarahs in der Hochzeitsnacht durch einen Dämon gestorben waren. Raphael beruhigt ihn und gibt ihm genaue Anweisungen.

Bald darauf heiratet Tobias Sarah wie vorhergesehen und betritt das Hochzeitsgemach. Wie Raphael ihm geheißen hat, legt er Herz und Leber des Fischs in die Glut der Asche, und der Geruch verbreitet sich, sodass der Dämon die Flucht antritt und von Erzengel Raphael gefangen werden kann. Endlich ist der Fluch überwunden, und Sarahs Eltern sind so glücklich darüber, dass sie dem Paar die Hälfte ihres Besitzes vermachen. Zwei Wochen lang wird Hochzeit gefeiert.

Dann machen sich sie frisch Verheirateten mit Raphael auf den Weg zu Tobit, Tobias blindem Vater. Raphael leitet Tobias an, die Fischgalle auf die Augen des Vaters zu legen, und tatsächlich erlangt dieser sein Augenlicht wieder. Voller Dankbarkeit bietet Tobias Raphael die Hälfte seines Besitzes an. Dieser lehnt jedoch ab und verkündet dem Vater: »Gott hat mich geschickt, dich und deine Schwiegertochter Sarah zu heilen. Ich bin Raphael, einer der sieben Erzengel. Segnet Gott. Sendet ihm euren Lobgesang.«

Die Moral von der Geschichte: Tue niemals eine Reise ohne Erzengel Raphaels Begleitung. Er ist der Schutzengel der Reisenden, Seeleute, Auswanderer, Bergleute, Ärzte und Wissenschaftler und unterstützt uns auf der Pilgerreise unseres Lebens. Er verstärkt die Intuition, die göttliche Führung, und führt uns zu unserer Bestimmung. Erzengel Raphael ist der Freundlichste, Sonnigste und Lustigste in der Engelschar und stärkt unser Stirn- und Herzchakra, sodass wir unseren Seelenplan zur Erfüllung bringen können.

Bis heute ist Erzengel Raphael als einer der vier Haupterzengel in allen Bereichen bekannt und anerkannt. Sein Name bedeutet »Gott heilt« – »Heilen mit Gottes Hilfe«. Sein Wirken spiegelt sich im menschlichen Fühlen. Erzengel Raphael wurde von Gott beauftragt, die Erde zu heilen, damit die Menschen auf ihr leben können. Er bringt uns in den Einklang mit der Natur, die göttlich ist. Er beschützt den Baum des Lebens. Er überbrachte Noah die Anleitung zum Bau seiner Arche. Er begleitete Tobit auf dem Weg der Heilung und in die Fülle des Lebens.

Erzengel Raphael wandert unbefangen und beschwingt mit dir Hand in Hand wie ein guter Freund. Stelle ihn dir als deinen besten Ratgeber vor, der dich in die Fülle des Lebens zurückführt, dich an das Paradies erinnert, das überall noch vorhanden ist, und dich in Krisen und Zeiten, in der deine Seele Heilung braucht, zurück in deine Bestimmung führt. Möge Heilung geschehen, und möge die Energie des Himmels sich auf Erden durch dich und durch uns alle widerspiegeln.

In Liebe
Jeanne Ruland

Wie du die *Karten* anwendest

In diesem Kartenset findest du von Erzengel Raphael durchgegebene heilsame Impulse und Botschaften für jeden Tag und jede Situation. Sie erinnern dich an deine wahre Kraft, Schönheit und Herrlichkeit und richten dich wieder in deinem goldenen Zentrum aus.

Formuliere zuerst deine Frage, dein Anliegen. Wenn du ein Reading gibst, so bitte dein Gegenüber zu Beginn, dir seine Frage oder sein Thema mitzuteilen. Denke an die Frage, während du die Karten in deinen Händen hältst. Verbinde dich auf deine Weise mit den Erzengeln, besonders mit Erzengel Raphael. Du kannst dafür zum Beispiel ein Gebet oder die tägliche Verbindung, die ich dir auf Seite 10 vorstelle, verwenden.

Nimm alle Karten in deine linke Hand (die linke Hand ist mit dem Herzen verbunden). Halte sie an dein Herz, und fühle deine Verbindung zum Engelreich. Heiße die Karten mit ihren lichtvollen Botschaften auf deine Weise willkommen. Du könntest zum Beispiel folgende Worte sprechen: »Ich danke und bitte um Hilfe und Unterstützung, um mein derzeitiges Thema zu erkennen und in die Hände von Erzengel Raphael zu geben.«

Sprich deinen Wunsch, dein Anliegen in die Karten. Du kannst sie dafür an den Mund halten und in sie hineinflüstern. Nimm Kontakt mit den Karten auf, und lasse dich führen. Vielleicht fällt dir schon jetzt eine Karte ganz besonders auf. Dann nimm sie. Ansonsten mische die Karten. Wenn dabei eine einzelne aus dem Deck fällt, so ist dies eine Botschaft des Kosmos an dich. Breite die Karten wie einen Fächer aus. Vertraue deiner Intuition, und achte auf die Zeichen. Wenn du mit deinen Händen über die aufgefächerten Karten gehst und Wärme, ein Kribbeln, eine besondere Energie oder ein Stopp fühlst, so ruft dich diese Karte. Die Karte, die du gezogen hast, hat Bedeutung. Lasse dich von Erzengel Raphael durch den Tag begleiten.

Es gibt viele mögliche Ziehweisen:

- Ziehe eine **Tageskarte,** die dich heute begleiten wird.
- Ziehe eine Karte in der **Fürbitte** für eine andere Person.
- Ziehe eine Karte als **Engelkarte** in einer Legung mit verschiedenen Kartensets.
- Ziehe drei Karten für deinen Weg: Die erste steht für die **Vergangenheit,** die zweite für die **Gegenwart,** die dritte für die **Zukunft.**

Tägliche *Verbindung* mit Erzengel Raphael

Es lohnt sich, über einen längeren Zeitraum mit Erzengel Raphael zu wirken. In dem Wort »Heilung« steckt auch der Begriff »heilig«. Erzengel Raphael hilft dir, diesen Anteil in dir zu entfalten und damit ein Lichtbringer für dich und andere zu werden.

Gehe jeden Tag wenigstens einmal in die Natur. Nimm dir etwas Zeit, und verbinde dich mit ihr. Zünde eine Kerze an, am besten in den Farben Grün und Gold, da Erzengel Raphael in dieser Strahlenschwingung wirkt. Lege deine Hände auf dein Herz, atme in es hinein, und stelle dir vor, wie die Flamme in deinem Herzen immer größer wird. Bitte Erzengel Raphael, in dein Lichtfeld einzutreten, und warte, bis du seine Gegenwart spürst. Vereinbare mit ihm ein Zeichen, sodass du seine Gegenwart im alltäglichen Sein immer deutlicher wahrnehmen kannst. Das kann zum Beispiel eine Wärme im Herzen, ein leichter Druck auf der Schulter oder ein Kribbeln am Kopf sein.

Sei offen. Die Erzengel wirken zusammen, und es kann sein, dass Erzengel Raphael in der Begleitung anderer

Erzengel dein Sein betritt, um neue Schwingungen zu verankern oder die Botschaften zu erweitern. Auch können Meister und Meisterinnen durch das Tor des Lichts, das Erzengel Raphael zu öffnen vermag, eintreten. Lasse dich führen.

Erzengel Raphael ist im Himmelreich, im Paradies, zu Hause und hilft dir, diese Schwingungen auf Erden zu verankern. Er ist ein guter Reisebegleiter auf den irdischen Wegen. Vertraue.

Gebete an Erzengel Raphael

Beten bedeutet, im Gotteslicht und
in der Liebe eingebettet zu sein.

Durch das Gebet aktivierst du die höheren Ebenen und Dimensionen. Du hältst Zwiesprache mit Erzengel Raphael, den Wesen höherer Ebenen und erweckst das Himmelreich in dir. Lege die Hände auf dein Herz, und atme tief in es hinein. Spüre das göttliche Licht in dir. Dann sprich dein Gebet aus deinem Herzen. Wenn du fertig bist, sei still, warte. Nimm Erzengel Raphael in deiner Gegenwart wahr. Er übermittelt dir telepathische Botschaften, sendet dir Zeichen und führt dich im reinsten Gotteslicht.

Erzengel Raphael hütet die grüne Heilungsflamme. Wann immer du seine heilsamen Kräfte brauchst oder dich einsam fühlst, wann immer deine Gedanken schwer sind und dein Weg steinig scheint, rufe ihn an deine Seite. Im Folgenden findest du einige Gebete und Anrufungen dafür. Folge deiner Intuition, sie wird dich leiten.

Anrufungen an Erzengel Raphael

»Heiliger Erzengel Raphael,
mit deinem Licht erleuchte uns!
Heiliger Erzengel Raphael,
mit deinen Flügeln beschütze uns!
Heiliger Erzengel Raphael,
mit deiner Arznei heile uns!
Heiliger Erzengel Raphael,
mit deinem Licht erleuchte uns!
Heiliger Erzengel Raphael, du Liebespfeil und Arznei der Liebe Gottes, verwunde, wir beschwören dich, unser Herz durch die brennende Liebe Gottes, und lasse diese Wunde nie heilen, damit wir immer auf dem Weg der Liebe bleiben und durch die Liebe alles überwinden!«

»Erzengel Raphael, Erzengel Raphael, Erzengel Raphael, lasse die wiederbelebende Flamme der Heilung stündlich, täglich und monatlich in und durch mich leuchten und lodern.

Umhülle mich mit deinem heilenden Licht.
Erfülle mich mit deinem heilenden Licht.
Halte alle Ebenen in vollkommener Gesundheit.
Stärke meine Verbindung mit dem höchsten Licht.
Führe mich, durchdringe mich, leite mich im Strom des ewigen Lebens, der mich jetzt und für immer durchfließt.«

Beistand erbitten

»Erzengel Raphael, nimm mein Gebet gütig an. Gib mir die Kraft, das Blatt nun ein für alle Mal zu wenden, um die Herrlichkeit des Himmels zu offenbaren und meine Mission vollständig zu erfüllen. Mit deinem Licht erleuchte mich, mit deinen Flügeln beschütze mich, mit deiner Weisheit lehre mich, mit göttlichen Heilmitteln heile mich, in deiner Liebe führe mich. Danke. Amen in Liebe.«

»Geliebter Erzengel Raphael, bitte erfülle meine Gedanken mit heilsamen Kräften und meine Gefühle mit Liebe, Glauben und Hoffnung. Beseitige alle Ängste und Zweifel. Bitte ebne den Weg, auf dass sich die göttliche Gesundheit jetzt und immer manifestieren kann. Danke!«

Segen für eine Reise erbitten

»Erzengel Raphael, hülle mich/uns (du kannst hier auch Namen nennen) in das Gold des grünen Flammenlichts. Führe mich/uns auf all meinen/unseren Wegen, in Liebe, Schutz und Segen. Beschütze mich/uns auf allen Reisen. Danke. Amen in Liebe.«

Heilung aller Körper erbitten

»Im Namen meiner geliebten ICH-BIN-Gegenwart – Gott, Vater, Mutter und Kind in einem – bitte ich Erzengel Raphael und alle Wesen des Lichts, die dem fünften Strahl der Heilung, Weihung und Wissenschaft dienen, die Flammen der Regeneration zu entfachen.
Ich bitte darum, dass die grün-goldene Flamme der Heilung in, durch und um alle Körper leuchtet und lodert, um den physischen Körper von allen alten Lasten zu befreien, den emotionalen Körper von toxischen Emotionen zu erlösen, das Licht des energetischen Körpers zu entfachen, den mentalen Körper aus einengenden Glaubenssätzen heraus- und in die göttliche Weisheit hineinzuleiten.
Ich bitte darum, dass alle ätherischen Wunden der Seele in diesem und aus vorherigen Leben jetzt vollständig gereinigt und geheilt werden, dass Wunden und Narben verschwinden und die Lichtstrukturen sich wieder verbinden.

Erzengel Raphael, erfülle meine Seele mit Trost, mein Herz mit Licht, Freude und Glückseligkeit, meinen Geist mit Hoffnung und Erleuchtung, und erinnere mich an meine wahre Essenz, die rein und ganz im göttlichen Licht gehütet ist. Führe mich in das vollständige Erwachen im Licht. Danke. Amen in Liebe.«

Fürbitte für andere

»Geliebter Erzengel Raphael, ich bitte für … Bitte erfülle … mit der machtvollen, heilenden grün-goldenen Flamme der göttlichen Liebe und des göttlichen Lichts. Ich übergebe … (Sorge, Thema) aus meinem Herzen in deine göttlichen Hände. Ich danke für den Schutz, die Begleitung, den Segen der göttlichen Welten und die Heilkraft Gottes. Amen in Liebe.«

Über die *Autorin*

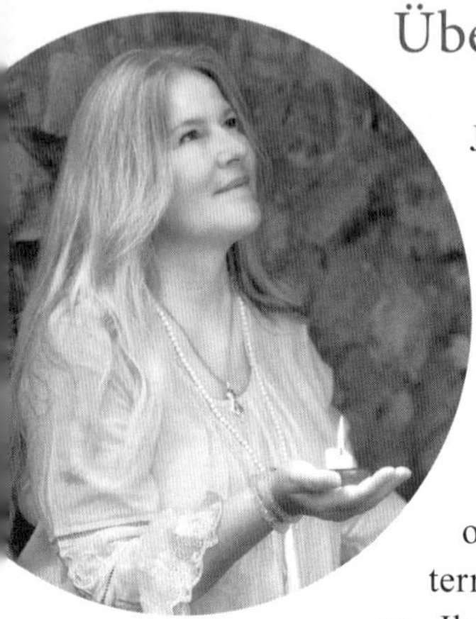

Jeanne Ruland war Autorin, Wegbereiterin in die Neue Zeit, Engelmedium, Lehrerin und internationale Seminarleiterin. Sie unterrichtete Natur-, Engel-, Meister- und Strahlenlehre, Huna sowie die Lehre der Heiligen Geometrie. Sie bot außerdem internationale Reisen zu Kraftorten an. Ihr fundiertes Wissen und ihre langjährige Erfahrung in der Energiearbeit gab sie gern weiter, um zu erinnern und zu erwecken. Am 13. November 2021, einem Engeltag, ist Jeanne Ruland ins Licht gegangen. In ihren zahlreichen Werken bleiben ihr unglaubliches geistiges Erbe, ihre Vision einer besseren Welt und ihr außergewöhnliches Licht unvergessen. Ihre bekanntesten Werke sind: »Das Geheimnis der Rauhnächte«, »Das große Buch der Engel«, »Die lichte Kraft der Engel«, »Die Gegenwart der Meister«, »Krafttiere begleiten dein Leben«, »ALOHA – Gelebte Liebe«, »Maria Magdalena« sowie Bücher, CDs und Kartensets zum Thema »Heilige Geometrie«. *www.shantila.de*